DE

L'AMAUROSE SATURNINE

DE

L'AMAUROSE

SATURNINE

PAR

Le Docteur WEBER
De la Faculté de médecine de Paris.

PARIS

A. PARENT, IMPRIMEUR DE LA FACULTÉ DE MÉDECINE
A. DAVY, successeur
52, RUE MADAME ET RUE MONSIEUR-LE-PRINCE, 14

DE

L'AMAUROSE SATURNINE

PRÉFACE.

La plupart des auteurs qui se sont occupés de l'amaurose saturnine se sont contentés de traiter une partie de notre sujet, et leurs ouvrages se terminent par des desiderata. C'est ainsi que A. Duplay demande à ceux qui, après lui, s'occuperont de l'amaurose saturnine, d'expliquer comment certains individus n'ayant jamais été soumis à l'influence du plomb, éprouvent des accidents semblables à ceux qui nous occupent.

M. Danjoy reconnaît que les documents dont il dispose pour établir la similitude de l'amaurose saturnine et de l'amaurose albuminurique sont insuffisants. Il a tracé la voie ; à d'autres de la créer.

M. Renaut, dont la thèse d'agrégation constitue le document le plus précieux relatif au saturnisme, déclare qu'il n'a pu traiter l'amaurose saturnine avec tout le soin que mérite ce sujet.

En présence de ces lacunes, et grâce à certains faits intéressants qu'il nous a été donné de constater, nous n'avons pas hésité à choisir l'amaurose saturnine comme sujet de notre travail inaugural. La tâche était délicate, mais nous avons été puissamment encouragé par des maîtres dont la compétence fait autorité. M. le professeur Potain, en nous indiquant certains écueils, nous a permis de les éviter. M. le Dr Galezowski a bien voulu nous guider dans les recherches ophthalmoscopiques qui nous étaient nécessaires. Que ces deux maîtres veuillent bien accepter ce travail comme un témoignage de notre profonde gratitude.

Merci à M. le Dr Gaucher, chef de clinique à la Faculté, pour les conseils qu'il n'a cessé de nous prodiguer. Nous ne saurions oublier la bienveillance qu'il nous a témoignée durant nos années d'études à Paris.

Enfin nous prions M. Duflocq de vouloir bien agréer l'expression de notre profonde gratitude pour avoir bien voulu mettre à notre disposition les documents qu'il avait recueillis dans les cliniques de M. le professeur Potain.

———

NOTIONS PRÉLIMINAIRES.

L'étude de l'amaurose saturnine, et de certains phénomènes qui s'y rattachent, nous a conduit à résumer les principales notions anatomiques et physiologiques touchant l'organe de la vision.

Il importe, en effet, avant d'aborder un sujet aussi délicat que celui dont nous avons entrepris l'étude, d'établir nettement les raisons pour lesquelles nous nous rangeons plutôt à telle opinion qu'à telle autre.

DISPOSITION ANATOMIQUE DES ÉLÉMENTS NERVEUX DANS LA RÉTINE.

M. Robin (1) admet que ces éléments sont disposés en huit couches dont voici l'ordre de superposition :

1° La couche des bâtonnets et des cônes ;
2° La couche granuleuse externe ;
3° La couche intermédiaire ;
4° La couche des myélocytes ;
5° La couche granuleuse interne ;
6° La couche ganglionnaire ;
7° La couche des fibres ou tubes nerveux ;
8° La membrane limitante.

Ces différents éléments sont inégalement distribués dans les divers points de la rétine. C'est ainsi que dans la tache jaune plusieurs des couches précédemment nom-

(1) Robin. Dict. de méd., 12e édition. Paris, 1865.

mées tendent à disparaître : telles sont les couches intermédiaires, celles des myélocytes, les couches granuleuse interne, ganglionnaire et des fibres nerveuses. Enfin, au niveau de la fosse centrale, il n'existe plus que des cônes dans la couche des bâtonnets.

CONSIDÉRATIONS PHYSIOLOGIQUES.

Quel est le rôle des différents éléments dont nous venons de rappeler la disposition ? Disons de suite que la réponse à cette question ne peut être qu'hypothétique, mais que, des différentes hypothèses émises jusqu'à présent, nous allons choisir celle qui nous satisfait le mieux.

Joung, et, après lui, Helmholtz admettent trois couleurs fondamentales : le rouge, le vert et le violet, correspondant, dans l'œil, à trois sortes de fibres nerveuses, dont l'excitation donnerait respectivement la sensation du rouge, du vert, du violet.

Toute lumière objective simple ou composée agirait à la fois sur ces trois espèces de fibres nerveuses avec une intensité qui varierait suivant la longueur d'onde. Les rayons les moins réfrangibles exciteraient le plus fortement les fibres sensibles au rouge ; les rayons moyens agiraient sur les fibres sensibles au vert ; les plus réfrangibles s'adresseraient aux fibres du violet.

Nous ne saurions admettre cette manière de voir, car elle repose tout entière sur une anatomie idéale. En effet, nous écrit M. A. Hirn (1), le physicien bien connu : Chaque point, si limité qu'on veuille, d'une rétine bien constituée, est capable de recevoir l'impression de toutes

(1) A. Hirn. Lettre à l'auteur, 8 octobre 1883.

les couleurs possibles : il faudrait donc admettre qu'en chaque point, si petit aussi qu'il soit, vinssent aboutir les trois systèmes de fibres en question. Cela ne se peut.

Abandonnons donc la théorie allemande et voyons si nous ne trouvons pas dans notre sphère une doctrine plus rationnelle. M. Galezowski a élevé une théorie qui nous semble beaucoup plus conforme à la vérité : elle repose, en effet, sur des données anatomiques et géométriques.

Pour cet auteur, les cônes et les bâtonnets ne sont pas des organes destinés à embarrasser le physiologiste, mais des milieux réfringents devant conduire les rayons lumineux sur les fibres du nerf optique, en vertu de lois géométriques bien déterminées. La rétine constitue une surface courbe concave, sur laquelle les éléments précités sont implantés perpendiculairement à la surface de la courbe. Ainsi placés, les bâtonnets, par leurs formes cylindriques ne recevront que les rayons lumineux qui leur arriveront parallèlement à leur propre axe. Tout rayon oblique à cet axe sera perdu. Les cônes, au contraire, recevront tous les rayons lumineux qu'ils réfracteront d'autant plus que ces rayons lumineux auront un indice de réfraction plus élevé.

Ainsi donc, les bâtonnets sont des éléments destinés à recevoir les couleurs qui ne devront pas être modifiées, telles que le blanc, le noir. Les cônes sont des organes de réfraction. Les uns et les autres présentent cependant un point commun : c'est qu'ils sont reliés par une même chaîne à un filet du nerf optique.

Nous venons de résumer les idées de M. Galezowski, touchant le rôle probable de certains éléments rétiniens. Ajoutons que si une théorie reposant sur des faits anatomiques et géométriques nous a vivement séduit, nous ne devons cependant pas nous dissimuler que nous marchons sur un sol mouvant, sur le terrain des hypothèses.

Une autre question se présente ici. Les modifications qui se passent dans l'organe de la vision sont-elles de nature purement physique? Nous ne le pensons pas. En effet, pourquoi ne se produirait-il pas dans le fond de notre œil des modifications chimiques semblables à celles qui se manifestent à la surface des corps. Dans son ouvrage de Physique médicale, Wundt dit, en parlant des combinaisons et décompositions chimiques produites sous l'influence de la lumière :

« Dans la plupart des circonstances où la lumière arrive au contact des corps, les seuls effets qui se produisent en apparence, consistent dans des modifications que manifestent les rayons lumineux eux-mêmes, lors de leur réflexion ou de leur réfraction. Cependant on est porté à penser que, même dans ces cas, les corps éprouvent des altérations plus ou moins passagères que nos moyens d'investigation sont impuissants à mettre en évidence. Il existe, au contraire, certains corps sur lesquels la lumière agit avec assez d'énergie, pour provoquer, selon les cas, leur combinaison avec d'autres substances ou leur décomposition. Telles le chlore et l'hydrogène qui, restant mélangés dans l'obscurité, se combinent instantanément et avec explosion, quand on les expose à l'action des rayons solaires (1). »

Il existe, à côté de ces exemples cités par Wundt, des faits tout aussi remarquables et qu'il nous importe de signaler, car nous en trouverons l'application, en essayant d'expliquer certaines particularités signalées dans notre

(1) Physique médicale de Wundt. Traduction de Monnoyer, 1878.

observation. Qui ne connaît, en effet, l'expérience qui a valu à certains rayons du spectre solaire le nom de rayons chimiques?

Si l'on disperse, au moyen d'un prisme, les couleurs composant la lumière solaire sur un écran et que l'on dispose, au niveau des points occupés par les rayons violets, du nitrate d'argent, celui-ci est décomposé. On explique ce phénomène parce que le violet, ayant la plus grande longueur d'onde, constitue l'excitant le plus énergique.

Nous verrons plus loin, qu'en certaine circonstance le violet s'est comporté vis-à-vis de la rétine avec une énergie supérieure à celle des autres couleurs du spectre. C'est encore là une des raisons qui nous permet de plaider en faveur de la théorie chimique.

Nous pouvons, dès à présent, aborder le sujet que nous avons choisi.

DÉFINITION ET MÉCANISME.

L'amaurose était considérée par les premiers observateurs de cet accident comme devant être rapportée à une humeur tantôt transparente, tantôt noire, qui obstruait le nerf optique : de là les dénominations de goutte sereine, de suffusio serena vel nigra qu'on lui avait données. Plus tard, on désigna sous le nom d'amaurose, une maladie ou un groupe de maladies dont les formes particulières étaient distinguées plus spécialement par l'adjonction d'une épithète ; c'est ainsi qu'on se servait des expressions : amaurose congestive, amaurose cérébrale, amaurose hystérique, amaurose saturnine, etc.

Depuis la découverte de l'ophthalmoscope, on ne considère plus l'amaurose comme une entité morbide, mais comme un symptôme.

Aussi Liebreich, dans le Dictionnaire de M. Jaccoud, définit-il l'amaurose le symptôme de la cécité sans cause visible à l'extérieur.

Pour faire rentrer cette définition dans notre sujet, nous pourrions définir l'amaurose saturnine : le symptôme de la cécité sans cause visible à l'extérieur, mais survenant dans le cours de l'empoisonnement chronique par le plomb.

A cette définition un peu vague, nous préférons la suivante que nous proposons à nos juges :

L'amaurose saturnine est une abolition plus ou moins complète du sens de la vue, souvent brusque, quelquefois lente ; le plus fréquemment temporaire, rarement définitive, ne dépendant point d'une lésion rénale, et survenant dans le cours d'une intoxication chronique par le plomb.

Il suffit, pour se convaincre de la vérité des propositions émises par nous, de parcourir les différentes observations que nous avons rapportées ou citées. Renaut (1) admet, comme nous, que si le plomb est la cause première de l'amaurose, celle-ci présente des variétés en rapport avec le siège et la nature des lésions.

Il reconnaît, en effet, que ces lésions siègent tantôt dans l'appareil nerveux de l'œil, tantôt dans des organes de voisinage tels que le cerveau. Quant à l'amaurose de nature albuminurique, nous l'admettons, mais nous ne la considérons pas comme devant rentrer dans notre sujet. Nous nous trouvons donc en face de deux lésions bien distinctes : l'une appelée papille étranglée par de Graefe ; fausse névrite par Landolt ; l'autre, qui succède souvent à la première et qui consiste dans l'atrophie du nerf optique.

Voici comment Renaut (2) explique l'infiltration péripapillaire dans la papille étranglée : « Toute affection cérébrale accompagnée d'augmentation de la pression intra-crânienne donne lieu à une espèce de fausse névrite optique qui n'est autre chose qu'un œdème de la papille dû à l'étranglement du nerf optique par du liquide accumulé dans l'espace intervaginal. On connait aujourd'hui cet espace ou lacune lymphatique qui communique avec les espaces sous-arachnoïdiens, dont elle n'est que la continuation. Quand il y a augmentation de la pression intra-crânienne, qu'elle soit due à une tumeur, à une simple hyperhémie cérébrale ou à un épanchement méningitique, le liquide passant entre les gaines

(1) Renaut. Thèse d'agrégation, p. 70, 1875.

(2) Renaut. Thèse d'agrégation, 1875, p. 71.

du nerf optique vient s'accumuler derrière le globe de l'œil et intercepter la circulation dans les vaisseaux centraux. » En effet, à l'ophthalmoscope, on constate une dilatation très considérable des veines; les artères, au contraire, sont diminuées de volume. Cet état coïncide avec les idées de Hitzig qui prétend que durant les accès d'encéphalopathie, les artérioles du cerveau se contractent.

L'explication de l'atrophie de la papille devient aisée, si l'on admet la théorie précédente. En effet, le sang n'arrivant plus à la surface de la papille, parce que les vaisseaux sont étranglés, l'organe s'atrophie.

Ces altérations sont-elles causées par l'existence de dépôts plombiques qui irriteraient par leur présence continue l'organe de la vision ? Lancereaux, Dumontpallier, Renaut et Vulpian ont trouvé dans certaines parties du cerveau et de la moelle des dépôts plombiques, mais la présence du plomb dans un organe ne suffit pas pour expliquer les désordres qui se produisent.

Hitzig, qui s'est beaucoup occupé de la question, pense qu'il faut admettre un second facteur qui serait la prédisposition.

M. Potain (1) partage cet avis et croit que l'on a tort de vouloir localiser le plomb dans tel ou tel organe. Il admet que le poison s'insinue dans toute l'économie et que le seul point à considérer est la façon dont tel ou tel organe réagit. C'est là d'ailleurs la seule explication qui nous permette de comprendre les effets capricieux du métal dont nous avons à nous occuper.

(1) Potain. Clinique du 13 février 1883, recueillie par M. Duflocq. De l'intoxication saturnine et principalement de la paralysie saturnine.

HISTORIQUE.

L'histoire du saturnisme naquit à l'époque où, le premier, Nicandre signala quelques accidents dus à l'ingestion de la litharge et de la céruse, Celse et Dioscoride vinrent ensuite, mais, comme Nicandre, ne signalèrent que les accidents de l'intoxication aiguë.

La forme chronique fut vaguement remarquée par Arétée, qui, à l'exemple de ses devanciers, fut surtout frappé par la constatation de symptômes digestifs et épileptiformes. Disons de suite que ces auteurs considéraient la maladie comme épidémique.

Au début du XVIIe siècle, l'étiologie de la colique métallique fut essayée, et Citois, dans sa diatribe sur la colique du Poitou, décrivit avec les symptômes de l'intoxication saturnine, l'amaurose qu'il appelait ophthalmiae (1). Pour Citois, la maladie reconnaît pour cause l'usage de vins acerbes, durs ou aigres ; il l'appelle colique végétale (colica pictavensis). Voici comment s'exprime Citois : « Quanquam ut plurimum bilis ipsa vel intestinorum antro conclusa, vel etiam in eum ex universo corpore per venas confluens, ανω κὶ κᾶτω sæpius per vomitum et per feces secessum feratur. Per vomitum quidem frequentius, sed symptomaticos (curantur tamen citius vomentes quam nauseantes nec vomentes). At ubi per secessum, sine catharticorum ope, bilis liberalius fluit, critica est ista evacuatio et integra morbi solutio. Sed si

(1) De novo et populari apud pictores dolore colico bilioso diatriba per Franc. Citesium, p. 41.

ea rapiatur in cerebrum, aut ejus ventriculos ferit, epilepsiam facit, aut nervorum opticorum originem obstruit et cæcitatem parit.»

Un peu plus tard, on s'aperçut que l'ingestion longtemps continuée du plomb donnait lieu à des coliques absolument semblables à celles de la colique végétale. On se demanda, dès lors, si les deux ordres d'effets ne reconnaissaient point la même cause, et cette idée prévalut définitivement, au moment où Combalusier fit paraître ses observations sur la colique des peintres du Poitou (1).

Vers la fin du xviiie siècle, Stoll, cité par Duplay (2), reconnut que l'amaurose pouvait naître du saturnisme. « Amaurosis symptomatica morborum spasticorum, morbi hysterici, colicæ saturninæ, temporaria solum est, et, finito paroxismo, sponte evanescit. »

Nous verrons dans la suite qu'à côté de l'amaurose passagère dont parle Stoll, il existe des cas où la cécité est permanente. Dans ses leçons sur les maladies de l'œil (3) Beer, tout en ne mentionnant pas le saturnisme parmi les causes de l'amaurose, affirme que cette dernière peut se produire sous l'influence d'irritations gastro-intestinale.

Ces irritations retentiraient sur les nerfs de la vision d'une façon inexplicable. L'auteur ajoute que ce genre d'excitation siège dans le bas-ventre et produit des phénomènes analogues aux accidents de la bile noire.

(1) Combalusier. Observations sur la colique des peintres du Poitou.

(2) Archives générales, 1834, t. V, p. 31 et 32. (Stoll, cité par Duplay.)

(3) G. Beer. Lehre von den Augenkrankheiten. Vienne, 1813-1817.

Cette explication nous démontre péremptoirement que les notions touchant l'amaurose étaient encore bien restreintes, au commencement de ce siècle. Il faut arriver jusqu'à A. Duplay (1), pour lire le premier travail sérieux qui ait paru sur notre sujet. L'auteur cherche à résoudre un certain nombre de problèmes relatifs à la fréquence de l'amaurose saturnine, à sa durée, au pronostic et au traitement. Chacune des observations citées dans son ouvrage est critiquée avec une sûreté de jugement remarquable. Il n'omet qu'un point dans sa critique c'est celui d'avoir méconnu l'importance qu'aurait eue l'analyse de l'urine des différents malades observés. Il est réellement curieux de constater que l'on n'ait pas noté jusqu'à lui une seule analyse d'urine dans les différentes observations tant françaises qu'étrangères qu'il m'a été donné de lire. En résumé, Duplay ne dit rien quant à la fréquence de l'amaurose ; mais nous donne des notions très justes et très vraies quant à la durée et au pronostic. Il conteste l'utilité de la saignée comme traitement, mais ne refuse pas tout crédit aux autres agents thérapeutiques cités dans son ouvrage.

Alderson (2) dans une note relative au traitement de l'amaurose, se constitue l'interprète des idées du Dr Pemberton. Ce dernier, considérant la lumière comme un excitant défavorable au rétablissemeut d'une rétine fatiguée, supprime l'excitant au moyen d'un bandeau laissé à demeure, durant quelques semaines.

Fueter (3), professeur à la polyclinique de Berne, observa en 1835, chez un peintre vernisseur, une paralysie

(1) A. Duplay. Archives gén., 2e série, V, p. 5, 1834.

(2) Annales d'oculistique, vol. III, p. 87.

(3) Revue ophthalmologique suisse, IV, 1, cité dans Annales d'oculistique, 1854, vol. XXXII, p. 179.

des extrémités compliquée d'amaurose et de paralysie des organes de la voix ; cet individu s'était attiré cette affection, en préparant de la litharge.

Carion (1) affirme l'influence de la dyscrasie saturnine sur la paralysie de l'organe de la vision « L'amaurose, dit-il, est la compagne fréquente de l'encéphalopathie et de la colique saturnine ; mais jamais l'autopsie n'a permis de constater autre chose que de l'anémie rétinienne. L'amaurose résulterait d'un vice d'accommodation ; elle disparaîtrait avec la maladie qui lui a donné naissance.

Dans la bibliographie citée par Renaut dans sa thèse d'agrégation, l'auteur nous renvoie à W. Rau (2). Celui-ci dont nous avons traduit les lignes citées, relate l'observation d'un individu qui devint aveugle après avoir fait usage d'un cosmétique à base de plomb.

M. Danjoy (3) soulève une intéressante question sur laquelle du reste, nous nous proposons de revenir. L'auteur se demande si, dans certains cas, l'on ne pourrait admettre une relation entre l'amaurose saturnine et l'albuminurie déterminée par l'élimination rénale du plomb. Disons, de suite, que M. Danjoy n'a pas cherché à établir cette relation ; il reconnaît que les documents dont il dispose sont insuffisants pour résoudre le problème. Il a voulu ouvrir une nouvelle voie, voilà tout. Si nous voulions le suivre sur le terrain qu'il a choisi, nous perdrions notre temps, car, ainsi que nous l'avons déjà déclaré, la plupart de ceux qui, à notre connaissance, ont observé des saturnins amaurotiques, ont négligé l'examen des urines. Nous espérons cependant ar-

(1) Stellwag von Carion. Ophthalm. Erlangen, 1856.
(2) W. Rau. Græfes. Archiv f. ophthalm., 1, 2, p. 205, 1855.
(3) L. Danjoy. Arch. gén. 1864, 6e série, III, p. 402.

river à la solution de la question, d'abord en comparant la durée de l'amaurose albuminurique avec la durée de l'amaurose saturnine, puis en étudiant les lesions ophthalmoscopiques de l'une et de l'autre affection. L'observation II, citée par M. Danjoy, établit une simple coïncidence entre l'albuminurie et l'amaurose chez un saturnin, mais non un rapport de cause à effet.

Hirschler, de Pest, cite une observation intéressante en ce qu'elle contient les résultats du premier examen ophthalmoscopique qui se soit pratiqué dans un cas d'amaurose saturnine (1). Cet examen lui a fait observer des lésions à peu près semblables à celles que M. Galezowski a trouvées chez notre malade. Il signale, en outre, l'abolition de la perception des couleurs. Nous ne croyons pas devoir approuver la saignée qu'il a pratiquée à son malade, car si elle peut provoquer des effets immédiats heureux, elle n'est pas de nature à favoriser la guérison d'une affection dont l'anémie est une des principales lésions.

Le Dr Haase de Wiesbaden (1) cite une observation dans laquelle il est dit que le malade fut guéri par les injections sous-cutanées de morphine. L'auteur constate ; il ne prouve pas.

En 1868, Mayer (3) rapporta un cas de néphrite optique saturnine qui s'est terminé par une cécité complète. Hutchinson (4), Schneller (5), Galezowski (6),

(1) Hirschler. Wiener med. Wochensch., 1866, XVI, 7 et 8, résumé dans Schmitts Jahrbücher, vol. CXXXIII, p. 116.

(2) Mon. Bl. f. Augenheilk., V, p. 225. Juli et Aug., 1867, recueillie dans le volume CXLIII, p. 67, de la Revue annuelle : Schmitts Jahrbucher et traduite de l'allemand par l'auteur.

(3) Mayer. Union médicale, 1868, 3e série, vol. V, p. 982.

(4) Hutchinson. On lead poisoning. as. a. cause of. optic. neuritis. Opht. Hosp. Rep., 1871, p. 6.

(5) Schneller. Klin. Monatsblatt, 1871, p, 240.

(6) Galezowski. Des amblyopies et des amauroses toxiques, 1878, p. 120.

Potain et d'autres ont rapporté des faits analogues. On peut donc affirmer qu'il existe certaines amauroses graves, progressives et qu'aucun traitement ne saurait enrayer. Au chapitre pronostic, nous dirons quelles sont ces amauroses et comment un simple examen ophthalmoscopique nous permettra de les reconnaître. Schneller et, après lui, Renaut (1)ont cherché à expliquer l'issue fatale de cette variété d'amauroses, par des altérations idiopathiques du nerf optique dans sa portion papillaire D'autres, avec Lancereaux, Dumontpallier et Vulpian, admettent de préférence une altération primitive des centres optiques, de la substance cérébrale, altérations produites par des dépôts plombiques dont la présence a du reste été constatée dans les différents centres nerveux.

En 1874, l'observation (2) d'un peintre atteint d'amaurose satunine passagère est relevée dans le service de M. Vulpian. Ce peintre, chez lequel les coliques de plomb se sont plusieurs fois manifestées, a éprouvé, lors de la dernière attaque, des troubles de la vue tels qu'il ne pouvait plus distinguer que les gros objets. Ces troubles ont disparu, et lorsque le malade sortit de l'hôpital, il pouvait lire distinctement les numéros des lits.

Dans son savant ouvrage (2), M. Galezowski traite avec un grand soin la question de l'amblyopie saturnine. Il en recherche d'abord les causes, et, d'accord avec Renaut et Tanquerel des Planches, il admet que les accidents plombiques sont favorisés par l'absorption de l'alcool.

La symptomatologie est décrite avec soin et nous re-

(1) Renaut. Thèse d'agrégation, 1875.

(2) Communiquée par M. Vulpian à Renaut. (Intox. saturnine, p. 143.)

(3) Galezowski. Des amblyopies et des amauroses toxiques, 1878.

trouvons dans cette partie de son ouvrage tous les phénomènes qui nous ont été rapportés ou que nous avons pu constater par nous-même. Nous avons déja eu l'occasion de dire que les résultats de l'examen ophthalmoscopique recueillis par M. Galezowski et consignés dans notre observation concordent absolument avec ceux que décrivait Hirschler de Pesth en 1866, pour le malade dont il rapporte l'observation. Pour M. Galezowski, le pronostic est fâcheux, quand l'atrophie de la papille est constatée. Enfin il conseille l'iodure de potassium, comme traitement, car ce médicament favorise l'élimination du plomb par les reins.

Nous avons consulté le dictionnaire de M. Jaccoud (1), et dans l'article amaurose écrit par Liebreich, nous n'avons rien trouvé de particulier. L'auteur reconnaît que le plomb peut déterminer l'amaurose ; c'est là tout ce qu'il dit sur notre sujet.

Dechambre (2) admet avec E. Follin, à la plume duquel est dû l'article *amaurose*, que celle-ci, lorsqu'elle est d'origine saturnine, reconnaît deux points de départ bien différents : tantôt, selon lui, l'amaurose réside dans un vice de l'accommodation, tantôt dans l'albuminurie, ainsi que le veut M. Danjoy, cité par l'auteur. « On reconnaîtra, dit Follin, que l'amaurose est de nature musculaire, lorsque les troubles visuels disparaîtront, par l'emploi de verres biconvexes, dont le numéro sera déterminé pour chaque cas. »

M. Potain (3) analyse l'observation très intéressante

(1) Jaccoud. Dict. encyclop., 1864.

(2) Dechambre. Dict. encyclop., 1878.

(3) Potain. Clin. du 18 juin 1883. Des troubles sensitifs, moteurs et sensoriels de l'encéphalopathie saturnine. Lecons recueillies par M. Duflocq, interne des hôpitaux.

d'un potier d'étain chez lequel l'amaurose est limitée à l'œil droit et fait partie de l'hémianesthésie dont le malade est atteint. Ce premier fait est déjà fort curieux, mais ce qu'il y a de plus remarquable, c'est que cette amaurose limitée à l'œil droit coexiste avec une perte de l'odorat et de l'ouïe du côté gauche. Enfin, M. Potain fait remarquer que le malade perçoit le rouge vif, mais confond toutes les autres couleurs avec le gris.

Ce phénomène semble en contradiction avec celui de la perception du violet comme couleur d'abord perçue par la malade qui fait l'objet de notre observation personnelle. La contradiction est apparente, parce que la théorie émise par nous pour expliquer ce dernier fait se rapporte aux lésions périphériques, rétiniennes, tandis que le malade de M. Potain était atteint d'une lésion centrale qui avait constitué le point de départ de l'hémiplégie et de l'amaurose du même côté.

Nous aurons, du reste, l'occasion de revenir sur l'intéressante observation que l'illustre maître a bien voulu nous permettre d'insérer dans notre travail inaugural.

Enfin, MM. Vulpian et Raymond ont également observé deux saturnins chez lesquels l'amaurose coexistait avec une hémiplégie.

DESCRIPTION.

Nous avons admis avec M. Jaccoud que l'amaurose saturnine ne constituait point une entité morbide, mais un symptôme de l'encéphalopathie saturnine. Les observations que nous allons rapporter nous permettront d'établir les différentes formes sous lesquelles l'amaurose se présente à nous.

Observation I (1).

Colique métallique observée chez un individu, déjà plusieurs fois atteint de la même maladie. — Symptômes cérébraux, puis amaurose. — Emploi du sulfate d'alumine et des purgatifs.— Guérison de l'amaurose et de la colique métallique.

J. Maiseau, d'une forte constitution, d'un tempérament bilieux, âgé de 40 ans, tonnelier, fut porté le 27 février à Saint-Antoine, dans un état que je pris d'abord pour de l'ivresse. A cet état, succédaient par intervalles des accès de fureur telle que Maiseau cherchait à se précipiter sur les personnes qui l'entouraient. Il avait l'œil hagard, prétendait qu'on en voulait à ses jours, et, au moindre bruit, il se mettait sur ses gardes. Cherchait-on à exercer une pression sur l'abdomen, il entrait aussitôt en fureur et faisait des menaces. Cependant il semblait soulagé par cette pression ; le pouls était d'une lenteur extrême. Privé de renseignements, je ne savais à quoi attribuer cet état, lorsqu'on nous apporta les papiers de Maiseau. Nous y trouvâmes plusieurs certificats qui constataient que ce malade avait été atteint plusieurs fois de colique métallique ; un surtout qui portait que Maiseau était sorti de la Charité, le 11 février,

(1) Archives génér. de médec., t. XVIII, p. 273. Du traitement de la colique métallique par l'alun, par Montanceix.

guéri de la colique métallique, après un séjour de trois mois. D'après cet indice, nous ne balançâmes point à lui donner un gros de sulfate d'alumine et un lavement purgatif. Trois heures après, il eut un peu de calme; la nuit fut tranquille, pas de selles.

Le 28. Maiseau n'est plus dans le même état de fureur; mais les facultés intellectuelles sont toujours perverties ; le pouls est très lent, l'abdomen très douloureux; le malade branle continuellement la tête, en l'agitant dans tous les sens. Les yeux sont grandement ouverts; la langue est sèche et rugueuse. (Sulfate d'alum. 2 gros ; lavement purgatif toutes les heures ; tisane de lin.)

Le soir, à 4 heures, le malade a recouvré ses facultés intellectuelles ; il répond juste à nos questions et nous affirme n'avoir aucune réminiscence de ce qui s'est passé, il a toujours des coliques; il est privé de la vue (amaurose); il a des tremblements dans tous les membres qui sont comme brisés. Pas de selles. (Sulf. d'alum. 2 gros ; deux lavements purgatifs.)

Le 29. Plus de douleur, plus de tremblement, retour de l'appétit, mais l'amaurose subsiste. Quatre selles pendant la nuit.

1er mars. Même état.

Le 15. Il a entièrement recouvré la vue.

Enfin, il sort parfaitement guéri après cinquante-trois jours d'hôpital.

Critique de l'observation I.— Il eût été intéressant, dit Duplay, de savoir si le malade avait déjà perdu la vue lors des premières atteintes de colique métallique. De la sorte, on aurait pu établir si l'amaurose se manifeste au début ou seulement après plusieurs attaques.

Observation II.

Colique métallique chez un individu qui en a éprouvé plusieurs atteintes. — Amaurose survenant avec rapidité. — Accès épileptiformes. — Nouveau retour de l'amaurose. — Guérison rapide.

Vallée, peintre en bâtiments, âgé de 21 ans, d'une constitution forte, habituellement bien portant, entre à l'hôpital de la Charité, le 13 janvier 1832.

En 1828, il avait été pris de la colique de plomb, mais elle avait cédé à l'usage des purgatifs, sans qu'il fût survenu d'accident. Pendant plus de quatre ans, il n'avait éprouvé aucun accident de ce genre, quoiqu'il eût continué son état. Pendant les six mois qui précèdent son entrée à l'hôpital, Vallée est employé à peindre un bâtiment très vaste, et il fait usage du blanc de céruse. Au bout de peu de temps, il éprouve quelques atteintes de coliques. Il n'en continue pas moins ses travaux, qu'il est cependant obligé de suspendre à plusieurs reprises. Enfin, quatre jours avant son entrée à l'hôpital, le mal redouble ; les coliques sont tellement fortes que le malade cesse complètement de travailler. A son entrée, il présente les caractères suivants :

13 janvier. Face rouge, pouls normal, langue humide, nausées, vomissements ; abdomen légèrement douloureux à la pression. Coliques très fortes avec exacerbations violentes, et un sentiment de torsion à la région ombilicale, arrachant des plaintes et des cris au malade. Constipation opiniâtre ; pas de selles depuis trois jours. Crampes dans les extrémités inférieures qui jouissent de l'intégrité de leurs mouvements et de leur sensibilité. (Huile de croton tiglium, 2 gouttes dans du rob de sureau ; chicorée avec sulfate de soude ; ℥ ij ; lavement purgatif.)

Le 14. Face toujours rouge, pouls normal, langue humide et blanche ; pas de selles. Les coliques sont très vives ; le malade s'agite, se tord dans son lit, en poussant des cris plaintifs. Les crampes sont toujours très vives dans les extrémités inférieures et se font ressentir principalement dans les jarrets. (Huile de croton, 2 gouttes; opium, gr. ij.; chicorée avec sulfate de soude, ℥ ʘ ; lavement purgatif.)

Pendant la journée, plusieurs évacuations alvines. Amélioration très marquée dans l'état du malade; cessation complète des coliques et des crampes. Pendant la nuit, nouvelle exacerbation, nouvelles coliques.

Aussi le 15, au matin, le malade est-il à peu près dans le même état que la veille à la visite. (2 gouttes d'huile de croton; opium, gr. ij; orge, miel; lavement purgatif des peintres.)

Le 16. Amélioration notable, après plusieurs évacuations notables qui ont eu lieu pendant la nuit.

Le 17. Le malade n'éprouve plus aucune douleur et son état paraît tout à fait satisfaisant; mais le soir, les coliques reparaissent avec une nouvelle intensité. Pendant la nuit, elles arrachent des cris au malade.

Le 18, au matin, on prescrit (huile de ricin, ℥ j. ʘ; chicorée miellée, lavement purgatif).

Le 19. Nausées, langue rouge à sa pointe, légèrement poisseuse. Abdomen plus sensible à la pression, quoique les coliques soient presque nulles. Malaise général, lassitudes. Le malade a eu trois évacuations alvines après l'huile de ricin de la veille. (Chicorée, miel, lavement simple, bouillon.)

Le 20. Signes de gastrite; la langue est rouge à sa pointe, elle est villeuse; elle colle au doigt. Nausées; abdomen sensible à la pression; du reste, pas de coliques, pas de fièvre. (20 sangsues à l'épigastre, bain de siège, lavement de guimauve.)

Le 21. Amélioration très notable, abdomen indolent, sensibilité de l'épigastre presque nulle. (Bain de siège, lavement de guimauve.)

Quelques instants après la visite, nouvelles coliques qui arrachent des cris au malade. Tout à coup, Vallée cesse de distinguer les objets qui l'environnent. Au bout de très peu de temps, il ne perçoit même plus la lumière; il pleure, se désole et se croit condamné à une cécité complète. Cependant, M. Rayer le rassure et lui promet le retour prochain de la vue. Le soir, nouveaux accidents nerveux, il survient tout à coup un accès épileptiforme. Le malade perd connaissance, il est pris de convulsions: il s'agite violemment, et ses lèvres laissent échapper une écume abondante. L'accès dure environ une demi-heure et se renouvelle pendant la nuit.

Le 22. Le malade est assoupi; on le réveille avec peine; il répond lentement et de mauvaise grâce aux questions qui lui sont adressées; la vue n'est pas revenue; les yeux sont fixes, les pupilles dilatées.

L'extrémité du doigt, dirigée rapidement vers le globe de l'œil, ne fait exécuter aucun mouvement aux paupières. L'exposition subite de l'œil à la lumière ne détermine aucun mouvement de l'iris. Le malade se plaint; il pleure de désespoir d'avoir perdu la vue. Le pouls est fréquent; la langue blanche et humide; rien du côté de l'abdomen. (2 lavements de lin, orge, miel; vésicatoire à la nuque.

Le soir, l'état du malade est complètement changé; il répond bien à tout ce qu'on lui demande. L'œil a perdu sa fixité; la pupille offre des alternatives de dilatation et de resserrement; le malade peut distinguer les objets qui l'entourent, mais il les aperçoit à travers une espèce de brouillard.

Le 23. Aucun nouvel accident, la vue est nette. Rien du côté de l'abdomen. (Orge, miel, lavement émollient, bouillon.)

Pendant quatre jours, l'état du malade est excellent, et aucun accident ne se montre; mais le 28, après la visite, il survient tout à coup du trouble dans la vision. Le malade aperçoit comme à travers un brouillard les objets qui l'environnent; cependant, il peut encore les distinguer. Du reste, pas de céphalalgie, pas de changement dans la circulation. Au bout de deux heures, la vue était nette, et cette espèce de voile qui l'avait obscurcie était entièrement tombé.

Depuis ce moment, aucun accident ne reparut et le malade sortit quelques jours après. Au bout de deux mois, il revint avec des symptômes de colique de plomb, quoiqu'il ne se fût plus servi du plomb. Des purgatifs firent de nouveau disparaître les accidents, mais il se manifesta une irritation gastro-intestinale violente à laquelle on opposa les antiphlogistiques.

Enfin, comme la première fois, il survint des accès épileptiformes, puis des symptômes cérébraux alarmants. Il y eut un violent délire; le malade vociférait et courait dans la salle. Plusieurs saignées générales et locales ramenèrent le malade à un état parfait de santé. Il est à remarquer que pendant cette rechute, on n'observa aucun trouble des sens et que la vue resta parfaitement intacte.

Dans la critique de cette observation, Duplay fait remarquer qu'ici encore le malade n'en était pas à la première atteinte du mal, lorsqu'il fut pris d'amaurose. Il démontre en outre que le retour à la vue n'a pas été occasionné par le vésicatoire appliqué sur la nuque du malade, puisque l'agent thérapeutique n'avait pas encore eu le temps d'agir, lorsque le malade recouvra la vue.

Observation III (1).

Première attaque de colique métallique, compliquée de surdité et d'amaurose. — Trois ans après, nouvelle attaque avec surdité, amaurose complète et troubles divers dans la vision. — Un mois après, récidive sans accidents nerveux; nouvelle guérison. — Nouvelle récidive trois mois après, amaurose, surdité. — Guérison.

Mabille, d'une faible constitution, d'un tempérament lymphatico-sanguin, âgé de 23 ans, avait été affecté deux fois de la colique métallique. La première fois, il y a trois ans, il fut traité chez lui ; il ne se rappelle que les lavements nombreux qu'on lui administra ; il fut sourd et aveugle pendant quatre ou cinq jours. La seconde fois, il y a un mois, il resta quinze jours à la Charité. Sorti de cet hôpital avec toutes les apparences d'une guérison durable, il alla passer quelques jours à la campagne, pour éviter toute cause de colique métallique ; et pourtant celle-ci se déclara huit jours après, avec plus d'intensité que jamais. Vaincu par le mal, Mabille se rend à l'hôpital Saint-Antoine, le 5 juillet, dans l'état suivant :

(1) Observation citée par Duplay et empruntée à deux journaux : l'un, Archives gén. de médec., tome XVIII, p. 377, Du traitement de la colique métallique par l'alun, par Montanceix ; l'autre, Journal gén. des hosp. civils et milit., n° 20, 5 septembre 1828.

Abattement extrême et du physique et du moral; pupilles très dilatées; abdomen rétracté et très sensible à la pression. Coliques atroces et continuelles; depuis deux jours, constipation, nausées fréquentes, pas de vomissements.

Douleurs vagues et fourmillement dans les membres thoraciques, secousses dans les membres pelviens; céphalalgie occipitale. Langue sèche et noirâtre; bouche amère, inappétence; pouls d'une lenteur extrême, 32 pulsations par minute; peau froide et humide. (Tisane adoucissante, julep gommeux. Sulfate d'alumine ʒ j. ; lavement purgatif.)

Le 6, pas de selles. Le malade verse des larmes tant il souffre; il pousse des gémissements; son pouls ne donne que 30 pulsations. Il a des vomissements de matières porracées filamenteuses. (Sulfate d'alumine ʒ ij. Deux lavements huileux.)

Le 7, même état, point de selles. (Sulfate d'alumine ʒ iij. Un lavement huileux, toutes les demi-heures.)

Le 8, les coliques sont moins fortes, le pouls donne 30 pulsations; pas de selles (même prescription). Le soir, à 4 heures, même état. Sulfate d'alumine ʒ iij.

Le 9. Une selle abondante sur les quatre heures du matin. Immédiatement après soulagement marqué. Le pouls donne 40 pulsations; la langue est humide et blanche (même prescription).

Le 10, deux selles dans la matinée; les autres jours, convalescence. Mabille a pris encore trois gros de sulfate d'alumine jusqu'au 13, et le 16 il est sorti en parfaite santé.

Ici commence l'autre partie de l'histoire de Mabille. La scène change, et cette fois le malade est observé à la Charité, dans le service de M. Chomel. Il paraît que la guérison par le sulfate d'alumine ne fut pas de longue durée, car vers le 8 ou le 9 août, Mabille commença à éprouver une grande faiblesse avec engourdissement dans les bras et les jambes; les coliques survinrent, puis la constipation, la rétraction du ventre, des envies de vomir, de la céphalalgie, et, au bout de quarante-huit heures, diminution du sens de la vue et de l'ouïe, bientôt amaurose complète qui était entièrement dissipée, lors de l'entrée du malade à l'hôpital de la Charité, le 13 du même mois. Depuis le 14 jusqu'au 20, on administra le traitement dit de la Charité, et dans ce laps de temps, on observa les symptômes suivants :

Le premier jour, réapparition de la surdité et de l'amaurose qui se dissipèrent le lendemain; la langue devint douloureuse, se tuméfia, surtout dans sa partie antérieure; elle était couverte d'un exsudat membraneux et offrait l'empreinte des dents. Au bout de trois jours, sans traitement direct, le gonflement disparut. Les premiers jours, il y eut encore du trouble dans les idées. Le malade crachait sur son lit, croyant le faire dans son mouchoir. Enfin, jusqu'au 21, plus de douleur, pesanteur de tête, peu de sommeil. Tous les symptômes de colique métallique ont disparu. (Trois soupes, thériaque avec opium, un grain le soir.)

Le 23. Le malade a depuis la veille un élancement dans l'œil gauche et une douleur assez vive dans le même côté de la tête.

Le 25. Même état, céphalalgie générale.

Le 26, elle a disparu; le malade demande sa sortie qui a lieu le 27.

Critique. — Cette observation relevée par A. Duplay lui suscite des réflexions aussi curieuses que justes. Il est tout d'abord frappé de ce fait que, dès la première attaque de colique, le malade est atteint d'amaurose et de surdité. Ces accidents revêtent, dès le premier moment, un caractère d'intensité et de durée que nous ne retrouverons plus dans la suite. Duplay fait remarquer avec raison que ce phénomène est d'autant plus singulier, que, dans la colique métallique, les troubles nerveux sont plus intenses, quand la maladie a récidivé. Enfin, il signale ces aberrations particulières de la vue, comme nous-même, dans notre observation, nous avons pu en constater.

Observation IV (1).

Première attaque de colique métallique. — Guérison au bout de quinze jours. — Un an après, nouvelle attaque. — Amaurose. — Accès épileptiformes. — Persistance de l'amaurose, malgré les traitements les plus énergiques.

Catherine Gonet, âgée de 36 ans, travaillait au blanc de céruse depuis un an, lorsqu'elle fut prise de la colique métallique. Elle entra à l'hôpital Cochin avec tous les signes de la colique des peintres. Cette fois, elle présenta quelques troubles de l'innervation; elle avait des crampes dans les membres supérieurs, mais elle n'éprouvait aucun trouble des sens, Les purgatifs et les vomitifs dissipèrent en quinze jours les accidents de la colique, et la malade sortit, à cette époque dans un état satisfaisant Quinze jours après sa sortie, elle put reprendre son travail.

Pendant un an, cette malheureuse, qui n'avait pas d'autre moyen d'existence, continua de travailler; cependant elle était souffrante, tourmentée par des nausées presque continuelles et par une constipation souvent opiniâtre; son appétit était languissant; enfin, au bout de ce temps, des symptômes de colique saturnine se montrèrent; les douleurs abdominales devinrent intolérables, les poignets s'affaiblirent considérablement, la main se fléchit sur l'avant-bras, et Catherine Gonet se décida à entrer à l'hôpital de la Charité. On lui administra le traitement dit de la Charité : elle eut de nombreuses évacuations par haut et par bas, et, au bout de quinze jours, les accidents observés du côté du ventre et du système nerveux se dissipèrent entièrement. La malade se préparait à quitter l'hôpital, lorsque, pendant la nuit, qui précéda son départ, après s'être cependant couchée très bien portante, elle fut prise d'une céphalalgie excessivement intense et en même temps de coliques atroces; elle pousse des cris, s'agite, se tord sur son lit, tombe plusieurs fois à terre et se roule sur le sol. Ces accidents s'étaient montrés vers minuit, et, à deux heures, presque tout à coup, la malade perdit complètement l'usage de la vue. Elle n'apercevait même plus la lumière

(1) Observation de A. Duplay. Arch. gén., 2e série, t. V, p. 19, 1834.

d'une lampe. L'ouïe était exaltée et le moindre bruit devenait insupportable à la malade. Le lendemain, le médecin la trouva aveugle et pratiqua la saignée de l'artère temporale. Des sangsues furent appliquées, en même temps que l'on prescrivit des purgatifs. De violentes convulsions qui survinrent alors nécessitèrent l'emploi de la camisole de force. La malade éprouva des accidents entièrement analogues à ceux qui furent observés chez Vallée (deuxième observation); pendant tout ce temps on renouvela les applications de sangsues, on pratiqua plusieurs autres saignées du bras et du pied et l'on appliqua plusieurs vésicatoires aux extrémités inférieures et à la nuque.

Les accidents disparurent à l'exception de l'amaurose qui résista à toute espèce de traitement. Pendant dix-huit mois, la malade resta à la Charité; c'est au bout de ce temps qu'elle fut placée à la Salpêtrière. Là, on essaya encore de traiter cette malheureuse; on employa les purgatifs, le séton à la nuque, la cautérisation syncipitale avec la pommade de Gondret. Ce dernier moyen sembla apporter quelque amélioration; mais le choléra étant survenu, le traitement fut interrompu et n'a pas été repris. La malade avait cessé de voir ses règles à dater de ses derniers accidents de colique métallique; on essaya aussi en vain de les rappeler, elles ne reparurent pas.

Lorsque j'ai vu cette femme, j'ai examiné ses yeux. Les pupilles sont dilatées; la gauche l'est un peu plus que la droite. Cette dernière jouit encore de quelques mouvements; la gauche, au contraire est tout à fait immobile. Cette malheureuse peut distinguer le jour de la nuit; elle perçoit les mouvements rapides que l'on exécute devant l'œil droit, mais il lui est impossible de distinguer les objets.

J. Duplay fait remarquer que cette observation permet d'affirmer qu'il existe des cas d'amauroses saturnines incurables et que le traitement par la saignée est au moins inutile.

Observation V (1).

Le Dr Hirschler, de Pesth, cite l'observation suivante d'un homme chez lequel le saturnisme a entraîné l'amaurose.

Un homme âgé de 25 ans, peintre en bâtiments, a subi depuis dix ans quatre attaques de coliques saturnines, dans l'intervalle desquelles sa santé est restée parfaite. Depuis quelques jours, les coliques l'ont repris. Il se plaint, en outre, de maux de tête et, par instants, il est en proie au délire. Dès le quatrième jour de la maladie, ses coliques diminuent; les maux de tête persistent et, de temps à autre, il lui semble qu'un voile épais obscurcit sa vue.

Le sixième jour, les objets de grande dimension seuls restent perçus; le septième jour, le malade est frappé de cécité complète, durant son transfert chez l'oculiste. A ce moment son visage présente un teint jaune pâle, mais, outre l'amaurose et ce liséré, il n'existe aucun signe de saturnisme. La sclérotique est d'un jaune ictérique. Le malade a perdu non seulement toute perception de couleurs, mais encore celle de la lumière elle-même. Les pupilles, de dimensions normales se meuvent aisément; les milieux transparents sont limpides, la rétine paraît normale.

La papille est grise et deux veines centrales semblent augmentées de volume. On prescrit au malade un purgatif au sel de Glauber, et on lui applique deux vésicatoires derrière les oreilles. Des sangsues devront succéder aux vésicatoires, en cas de persistance des maux de tête. Dans la soirée, le malade ayant contracté un nouvel accès de délire, le chirurgien lui fit une saignée. Le lendemain, le malade put compter les doigts jusqu'à six, malgré de violents maux de tête. Pendant trois jours encore la vue fut pervertie, mais les autres symptômes s'amendèrent. Enfin la vue elle-même revint et le malade n'eut plus à souffrir, sauf sous l'influence d'une lumière intense.

(1) Traduite de l'allemand par l'auteur et recueillie dans la Revue annuelle de Schmitt. Schmitts Jahrbücher, vol. CXXIII, page 116, 1867.

OBSERVATION VI (1).

OBSERVATION VI (1). — Le Dr Haase de Wiesbaden (Mon., Bl., f. Augenheilk., v. p. 225, Juli a Aug. 1867) rapporte le cas suivant d'amaurose saturnine guérie par les injections sous-cutanées de morphine.

Un peintre, ayant contracté en 1860 ses premières coliques saturnines, les vit récidiver, au mois de juin 1866. Au neuvième jour de la maladie, il éprouva une perturbation de la vue telle que les objets lui semblaient tantôt s'assombrir, tantôt prendre une clarté des plus vives. Le lendemain matin, il ne percevait plus que vaguement la clarté du jour. A l'ophthalmoscope, la rétine semblait plus injectée. On fit une application de sangsues, et on ordonna les opiacés. Après quelques jours, le patient était arrivé à se diriger lui-même sans le secours d'aucun aide. Dès le sixième jour qui suivit l'apparition de l'amaurose, on lui fit porter, à droite le no 17, à gauche, le no 18. De plus, on lui injecta pendant sept jours un centigramme de morphine. Après cela, le patient put, avec le no 4, lire les caractères 2/3. Enfin, plus tard, avec 1/20 il lut les caracteres no 1. Il faut ajouter que le patient ne revit plus les caractères avec la même netteté qu'avant sa maladie.

A la lecture des différentes observations que nous venons de rapporter, on est tout d'abord frappé du mode d'apparition de l'amaurose. Celle-ci survient brusquement comme nous avons pu le constater dans les observations I, IV, VIII ou bien elle survient graduellement en quelques heures ou en quelques jours. Elle se manifeste tantôt pendant les crises de coliques, tantôt à la suite d'accidents épileptiformes d'encéphalopathie saturnine Les malades observés (nos I, II, III et IV) ont

(1) Recueillie dans le vol. CXLIII, p. 67, de la Revue annuelle Schmitts Jahrbücher et traduite de l'allemand par l'auteur.

contracté leur amaurose durant des accès de coliques; la malade qui fait l'objet de l'observation n° VIII nous a raconté qu'elle perdit subitement la vue, après être tombée sans connaissance.

L'âge des malades semble devoir être pris en considération. L'amaurose frappe, en général, les individus jeunes. En effet, des huit individus dont nous rapportons l'histoire, deux seulement étaient âgés de plus de 30 ans. Les observations des auteurs confirment, d'ailleurs, cette manière de voir.

Un troisième point qui ressort de l'analyse de nos observations est que l'amaurose, une fois guérie, peut récidiver, alors même que l'individu s'est soustrait aux dangers de sa profession.

L'observation III est des plus concluantes, à cet égard. Elle rapporte l'histoire d'un homme qui, à la suite d'une seconde atteinte de coliques saturnines, entra à l'hôpital de la Charité, d'où il sortit avec toutes les apparences de la guérison. Cet homme s'en alla à la campagne, afin de se soustraire à l'influence plombique, et c'est là qu'il fut repris de coliques telles qu'il entra le 5 juillet à l'hôpital Saint-Antoine. Le 10, il en sortait guéri. Le 9 août, il rentrait à la Charité, et deux jours après il contractait une amaurose complète. N'est-ce point là un exemple frappant d'amaurose récidivant chez un individu qui, depuis quelques mois avait été soustrait à l'action du toxique? L'amaurose frappe, en général, les deux yeux, mais cette loi n'est pas sans exception. En effet, il existe des observations de MM. Potain (1), Vulpian et Raymond (2) dans lesquelles l'amaurose monoculaire coïncide avec l'hémiplégie saturnine. Il est à remarquer que dans les

(1) Potain. Observ. VII de cette thèse.

(2) Vulpian et Raymond. Renaut, Thèse d'agrégation, 1875.

trois observations auxquelles nous faisons allusion, l'amaurose monoculaire était incomplète. Le malade de M. Potain lisait, en effet, le n° 5 à 17 centimètres : il y avait donc notable diminution, mais non abolition de la vue chez ce sujet.

Dans l'une des observations communiquées à Renaut par MM. Vulpian et Raymond, le malade avait de la diplopie à droite. Dans l'autre observation due aux mêmes auteurs, l'œil gauche du malade était affaibli, mais non privé totalement de ses fonctions visuelles.

L'ophthalmoscope nous donne des renseignements précieux sur la nature de l'amaurose. Supposons, en effet, que nous trouvions les veines de la rétine turgescentes et que les artères soient irrégulièrement contractées en présentant, par places, comme de légères ampoules, nous abandonnerons toute idée de névrite optique, et nous penserons à une sorte de spasme vasculaire dépendant de l'accès d'encéphalopathie et pouvant disparaître avec lui.

Dans d'autres cas, la papille a perdu sa teinte rosée ; son pourtour présente une coloration blanchâtre plus ou moins accentuée ; il existe quelques fois de l'infiltration péripapillaire. Enfin, les vaisseaux sont légèrement tortueux, mais sensiblement diminués de volume. L'observation n° VIII relate un cas d'atrophie papillaire, sans infiltration voisine.

Les apoplexies rétiniennes peuvent se manifester en même temps que la névrite optique. Hutchinson (1) en rapporte un cas observé chez une jeune femme de 19 ans. En l'absence de troubles rétiniens constatables au microscope, on pourra penser à une paralysie de l'ac-

(1) Hutchinson. On Lead poisoning as a cause of optie neuritis. Ophthalm. Hosp. Rep., 1871, p. 6.

commodation et des muscles de l'iris. Cette manière de voir sera confirmée si l'on obtient une complète correction de la vue, à l'aide de verres convexes de quatre dioptries.

L'observation suivante a été rapportée par le professeur Potain dans une de ses cliniques, recueillie par M. Duflocq (18 juin 1883) :

Observation VII.

Le malade que nous venons d'examiner est un potier d'étain, qui eut en 1872 une première atteinte de colique de plomb, accompagnée de perte de connaissance ; puis en 1882, une seconde atteinte de colique, suivie, quinze jours après, d'une nouvelle perte de connaissance. Quand il revint à lui, on constata cette fois une morsure à la langue, indiquant suffisamment que le malade venait de subir une attaque éclamptique. Ses forces, à partir de cette époque, ayant incessamment décliné, il entra ces jours derniers à l'hôpital.

Le jour de son entrée, la sensibilité tactile était notablement diminuée sur tout le côté droit du corps et complètement abolie à la face dorsale de la main. La force musculaire avait également diminué du côté droit, la pression exercée par la main sur le dynamomètre était seulement de 12 kil à droite et 30 kil. à gauche.

Depuis ce jour le malade s'est reposé, il a pris un bain sulfureux ; son état s'est sensiblement amélioré et voici ce que l'on constate actuellement.

La face dorsale de la main droite, précédemment tout à fait anesthésiée, perçoit maintenant des impressions tactiles assez légères, à la condition qu'elles soient suffisamment prolongées. La peau de l'avant-bras perçoit les plus faibles contacts ; la perception est seulement un peu confuse et voilée. Partout ailleurs, la sensibilité de la peau est normale. Quant à la sensibilité à la douleur, elle est modifiée dans les mêmes points et au même degré que la sensibilité tactile. Il existe seulement un peu d'hyperesthésie dans le conduit auditif et à l'entrée de la narine du côté gauche.

La force musculaire a fait de très notables progrès ; mais reste encore diminuée du côté droit. On trouve, en effet, 20 kil. à droite et 35 kil. à gauche.

La contractilité électrique n'a pas disparu dans les muscles affaiblis ; elle est seulement diminuée d'une façon notable. Il faut pour provoquer une égale contraction des extenseurs aux deux avant-bras un courant très sensiblement plus fort à droite qu'à gauche. Il en est de même pour la jambe.

Mais c'est du côté des sens que l'on observe les faits les plus remarquables.

La vue de l'œil droit est très sensiblement affaiblie. Le malade distingue avec peine de cet œil le n° 5 de l'échelle à 17 centim. tandis qu'il distingue bien de l'autre œil le n° 3 à 34 centim.

L'œil droit est en outre affecté d'achromatopsie. Il distingue bien le rouge vif; mais toutes les autres couleurs y donnent la sensation du gros. L'œil gauche ne présente aucune anomalie de cette nature.

Quant à l'ouïe et à l'odorat, c'est du côté gauche qu'ils sont atteints. L'ouïe de ce côté a perdu les trois quarts de son acuité. Ni l'odeur de l'alcool, ni celle de l'acide acétique ne sont perçues par la narine du côté gauche, tandis que celle du côté droit les distingue fort bien.

Le goût, quant à lui, n'est pas sensiblement modifié. Mais on voit qu'il existe chez ce malade une anesthésie croisée : de la sensibilité cutanée et de la vue d'une part ; de l'ouïe et de l'odorat d'autre part.

Observation VIII (1).

Jeannequin (Victorine), d'une constitution moyenne, d'un tempérament lymphatique, âgée de 20 ans, faïencière, entra à l'hôpital Necker, le 27 septembre 1881 et fut reçue dans le service de M. le professeur Potain. Bien portante jusqu'en 1879, elle éprouva, à cette époque, les premières coliques de plomb. Depuis lors, ces coliques se répétèrent à différents intervalles, en

(1) Sapelier et Weber.

même temps que la malade fut prise de céphalalgies fréquentes, d'étourdissements, de maux d'estomac, de palpitations. A ces phénomènes se joignait un appétit impérieux, surtout pour les aliments vinaigrés.

Depuis huit jours, coliques de médiocre intensité ; vomissements alimentaires et bilieux abondants ; faiblesse excessive.

Actuellement, pas de fièvre ; douleur légère à la pression abdominale et au creux épigastrique. Facies normal. Souffle extra cardiaque au troisième espace. Souffle très intense dans les jugulaires. Poitrine nette. Liséré saturnin très marqué.

5 octobre 1881. Les vomissements alimentaires et bilieux persistent.

Le 7 (matin). Fièvre, délire intense pendant la nuit. Pouls : 100. Prostration très grande.

(Soir). Pouls : 96. Temp. 36,8. Abattement et prostration très marqués.

Le 8 (matin). Abattement très grand. Strabisme convergent prononcé. Douleur à la nuque et dans la tête. La malade est couchée en chien de fusil sur le côté gauche. Pouls à 64, petit et irrégulier. Parésie du membre supérieur droit. Pas d'anesthésie. Pas d'hyperesthésie. Vomissements et diarrhée.

(Soir). Pouls 96 ; Temp. 36.

Le 9. Pouls à 84, régulier. La malade se plaint sans cesse. Pupilles très dilatées. Amaurose. Persistance de la céphalée et de la douleur à la nuque.

Le 11 (matin). La malade a été prise, au milieu de la nuit, d'une attaque épileptiforme ; perte de connaissance, mains retournées et tremblantes, face grimaçante, pas d'écume, morsure de la langue.

(Soir). Les attaques se sont succédé pendant toute la journée.

Le 12. Plus de calme, pas d'attaques, léger délire. Pas de fièvre. Bromure de potassium 3 gr. Iodure de potassium 2 gr. Scammonée 0 gr. 50. Calomel 0 gr. 10.

Le 13. Nombreuses hallucinations. Délire d'actions et de paroles. Hyperesthésie rachidienne. Incontinence d'urine et de matières fécales. Pas d'irrégularité respiratoire et cardiaque.

Le 14. La parésie a diminué du côté droit. Pouls à 112, irrégulier. Bromure de potassium 5 gr.

Le 15. Prostration très grande. Persistance de l'amaurose.

Délire assez intense ; la malade prend peur et pousse des cris quand on s'approche d'elle.

Le 18. Amélioration légère : la malade perçoit quelque peu la lumière.

Le 24. La suppression du bromure détermine le retour des accidents : amaurose complète, délire intense, agitation.

23 novembre. L'examen ophthalmoscopique pratiqué par M. Galazowski n'indique pas d'infiltration péripapillaire. Papille normale. A l'œil nu, on remarque des pupilles larges et un peu irrégulières. Après l'examen, M. Galezowski fait au bras de la malade une injection de deux gouttes de nitrate de pilocarpine au dixième. Transpiration très abondante, après deux minutes, puis nouvel examen ophthalmoscopique : la rétine, primitivement décolorée, s'injecte rapidement, mais de même qu'avant l'opération, la malade ne distingue pas la lueur d'une lampe placée immédiatement devant ses yeux.

26 décembre. Depuis un mois, la malade éprouve, plusieurs fois par jour et notamment quand elle a mangé, une sensation d'angoisse et de brûlure au creux épigastrique. Cette sensation est précédée d'une douleur commençant aux pieds et remontant jusqu'à l'estomac. Pas de sensation d'ouate. Pas d'hémianesthésie.

3 janvier 1882. Iodure de potassium : 0 gr. 50.

Le 17. Persistance de l'amaurose et du souffle cardiaque méso systolique.

Le 24 (matin). Séance d'électrisation galvanique de cinq minutes : six éléments ; les deux pôles sont appliqués sur les tempes. Quelle que soit la direction que l'on donne au courant, gauche droite ou droite gauche, la malade accuse des éclairs et des étincelles prédominant invariablement dans l'œil gauche.

Soir. Accuse encore par moments (tous les quarts d'heure) des étincelles rougeâtres dans l'œil gauche. A droite, sensations très faibles.

Le 28. La malade perçoit faiblement la lumière, c'est-à-dire qu'elle accuse une différence de sensation visuelle, lorsqu'on permet ou qu'on supprime l'accès de la lumière.

Deuxième séance d'électrisation d'une durée de dix minutes et avec six éléments. La malade accuse des étincelles du côté où on interrompt le courant. Ce phénomène se manifeste surtout quand on rétablit le courant. Iodure de potassium 1 gr.

Le 31. Troisième séance avec neuf éléments.

2 février. Quatrième séance avec quinze éléments. Beaucoup d'étincelles.

Le 6. Cinquième séance avec quinze éléments. Phosphènes.

Le 9. Sixième séance : cinq minutes. Quinze éléments. Sur le conseil de M. Onimus, on place d'abord le pôle négatif sur la joue et le pôle positif sur la nuque. Pas de phosphènes. Tendance aux étourdissements. On place ensuite les pôles des angles du maxillaire inférieur. Pas de phosphènes. Deux ou trois minutes avant la fin de la séance, les phénomènes de vertige disparaissent. Rien dans cette séance, du côté des pupilles.

Le 22. La céphalalgie intermittente avant les séances d'électrisation est continue depuis lors.

7 avril. La malade reconnaît la différence de la lumière d'avec l'ombre, c'est-à-dire que, placée en face d'une fenêtre dont elle est séparée par un écran, elle dit ne rien voir. Sitôt l'écran enlevé, elle accuse une sensation nouvelle. Dilatation pupillaire des deux côtés. Au niveau des globes oculaires, douleur spontanée exagérée par les mouvements des paupières. Point de douleur sus-orbitaire ou temporale.

14 juin. Commence à percevoir les objets dans le demi-jour; elle suit les mouvements imprimés à un cahier. La céphalalgie persiste. De temps à autre, quelques élancements dans l'œil gauche. Phosphènes.

1er septembre. Application permanente d'un courant continu. (Un élément Trouvé); le pôle positif repose sur la nuque ; le pôle négatif sur le front.

Le 16. Disparition de la céphalalgie et de la douleur de l'œil gauche.

Le 27. Distingue assez convenablement la forme des objets de petite dimension. Ainsi, un porte-monnaie, un crayon lui semblent avoir le volume d'un crochet en os. Elle reconnaît qu'une couleur est claire ou foncée sans pouvoir en indiquer la nature. Enfin, dans la nuit, elle voit une bougie que l'on promène dans la salle.

15 octobre. Voit bien le cadran d'une montre. Compte les doigts jusqu'à cinq. Ne distingue toujours pas les couleurs.

20 novembre. Lit les gros caractères d'imprimerie de l'entête du journal *Le Soir*.

23 février. La vue aurait reparu claire et distincte pendant dix minutes.

29 mars. Voit le violet et le bleu. Le vert, le jaune et le rouge lui échappent complètement.

14 juillet. Distingue toutes les couleurs monochromatiques.

29 septembre. Reconnaît toutes les couleurs, à la condition qu'elles soient nettement détachées. Ainsi un morceau d'étoffe verte est nettement perçu, alors que, dans l'image du spectre solaire, le vert passe inaperçu.

4 mai 1883. Les pupilles sont moins dilatées que le 29 septembre ; elles se contractent légèrement, sous l'influence de la lumière. On ordonne une instillation d'atropine pour le jour suivant.

Le 5. Examen dans une chambre noire. Les papilles optiques des deux côtés sont légèrement blanchâtres, sans aucune trace d'infiltration. Les capillaires de la rétine sont notablement diminuées, mais si on comprime un instant le globe de l'œil, on voit se produire la vascularisation capillaire du nerf optique qui persiste pendant quelques secondes seulement, cela semble prouver qu'il existe une sorte de spasme au moins dans une partie de ces vaisseaux.

30 juillet. Aucune modification ne s'est produite dans l'état de la malade. Elle distingue avec peine les couleurs ; les objets volumineux lui paraissent des ombres. Enfin le moindre effort d'accommodation lui cause une céphalalgie intense.

DIAGNOSTIC.

Les signes par lesquels se manifeste l'amaurose saturnine ont été étudiés dans un précédent chapitre : nous ne les répéterons point. Il nous importe, cependant, de passer en revue certaines affections que l'on a voulu confondre avec l'amaurose toxique.

Duplay (1), après avoir étudié avec beaucoup de soin l'amaurose saturnine, raconte une série de faits qui présentent un certain nombre de caractères communs avec ceux de l'affection qui nous occupe. Il s'agit d'individus, de femmes surtout qui, sans avoir jamais manipulé le plomb, ont été atteints de coliques très violentes avec constipation, se compliquant d'amaurose. L'auteur précité, tout en rapportant un certain nombre d'observations relatives à des femmes, reconnaît fort bien que les accidents éprouvés par elles pourraient être imputables à l'hystérie. Cette opinion lui paraît d'autant plus vraisemblable que ces femmes éprouvèrent en même temps des accès convulsifs.

« Cette même raison, ajoute Duplay, n'existe plus pour les hommes chez lesquels on a constaté ces phénomènes. »

Nous nous écartons de l'opinion de Duplay en ce qui touche à cette dernière question. En effet, les auteurs contemporains savent que les phénomènes de l'hystérie se rencontrent chez l'homme, quoique plus rarement.

MM. Debove, Raymond, Sevestre et d'autres auteurs

(1) A. Duplay. Archives génér., 2e série, V, p. 22, 1834.

en ont rapporté des cas non douteux dans les *Bulletins* de la Société médicale de ces dernières années.

Ainsi, la constatation, chez l'homme jeune surtout, de phénomènes tels que coliques intenses avec constipation opiniâtre, se compliquant d'amaurose et de divers troubles de la sensibilité, devra faire penser à l'hystérie, lorsque le sujet n'aura pas été exposé à l'intoxication saturnine.

M. Danjoy (1) s'est demandé si les phénomènes décrits sous le nom d'encéphalopathie saturnine n'étaient pas de vulgaires phénomènes urémiques. Voici comment il défend son hypothèse :

« L'encéphalopathie saturnine, d'après les descriptions données par les auteurs, et en particulier par MM. Tanquerel des Planches et Grisolle, se traduit par des symptômes bien différents que l'on a décrits sous trois formes bien distinctes : forme délirante, forme comateuse et forme convulsive, ces trois formes accompagnées ou non d'amaurose. Les accidents cérébraux consécutifs à la maladie de Bright se présentent également sous trois formes principales : forme délirante, plus rare, cependant admise par les auteurs; forme convulsive et forme comateuse. »

Enfin, l'auteur cite un passage de la thèse de M. A. Fournier (2) d'après lequel les commémoratifs seuls pourraient permettre de différencier l'amaurose saturnine de l'amaurose urémique.

Nous admettons volontiers les commémoratifs comme un signe précieux de diagnostic différentiel, mais avec M. le professeur Potain, nous pensons qu'il en existe d'autres.

(1) Danjoy. Archives gén., 1864, 6e série, vol. III, p. 405.
(2) A. Fournier. Thèse d'agrégation, p. 96.

Nous voulons bien admettre qu'au point de vue des lésions visibles à l'ophthalmoscope, les rétinites brightiques et saturnines présentent, dans certaines circonstances, de grandes analogies. Mais que ces analogies soient parfaites et constantes, voilà ce que nous nions. En effet, au point de vue de la disposition des plaques d'atrophie, nous constatons une première différence.

Dans la rétinite albuminurique, ces taches sont disséminées autour de la papille sans faire corps avec elle. Dans la rétinite saturnine, les plaques d'atrophie partent de la papille même. Les apoplexies rétiniennes, rares dans l'amblyopie métallique, sont fréquentes dans la rétinite brigthtique. Celle-ci se développe, en général, lentement ; celle-là se manifeste brusquement.

La rétinite albuminurique est toujours binoculaire ; l'amaurose saturnine est quelquefois monoculaire.

Enfin, le pronostic des deux affections n'est point le même : la rétinite albuminurique conduit plus souvent à la cécité que la rétinite saturnine.

PRONOSTIC.

Avant la découverte de l'ophthalmoscope, la question du pronostic présentait des difficultés absolument insolubles. Sur quelles données, en effet, pourrait-on s'appuyer, pour dire : « Tel saturnin brusquement frappé d'amaurose restera définitivement aveugle ; tel autre recouvrera la vue. » L'étude des maladies antérieures ne pouvait même être d'aucune utilité.

Grâce à l'ophthalmoscope, cette question est entrée dans une voie nouvelle, et nous pouvons dans la majorité des cas, reconnaître, dès l'abord, la gravité plus ou moins grande des lésions.

En effet, si nous constatons un simple état spasmodique des vaisseaux rétiniens, comme il en est rapporté certains cas dans les auteurs cités par nous, nous sommes autorisé à penser à une affection temporaire et bénigne. Si, au contraire, l'ophthalmoscope nous révèle une papille en voie d'atrophie, nous devons considérer la cécité comme définitive. C'est ainsi qu'ayant constaté avec M. Galezowski que la malade de l'observation VIII présentait des deux côtés de ses papilles une zone légèrement blanchâtre, nous affirmons que cette jeune fille est vouée à une cécité complète d'ici un temps variable.

TRAITEMENT.

L'étude des différentes méthodes de traitement, auxquelles on a eu recours pour combattre l'amaurose saturnine, présente des particularités intéressantes que nous allons passer en revue. Jusqu'à A. Duplay, l'alun, les purgatifs et la saignée jouissaient d'une grande faveur; aussi, tous les sujets dont l'auteur rapporte les observations étaient invariablement soumis à ces trois remèdes. Duplay, le premier, constata que, loin d'être utile, la saignée produisait, en certaines circonstances, des effets désastreux. Il en proscrivit l'usage.

De même, l'alun est tombé dans l'oubli, depuis que nous connaissons mieux le mode d'élimination du plomb.

Les purgatifs sont encore employés, car ils exercent une double action : d'une part, ils favorisent l'élimination du toxique, et d'autre part, ils produisent sur le tube digestif une dérivation telle que les congestions organiques tendent à disparaître.

Alderson (1) rapporte une méthode de traitement assez curieuse du Dr Pemberton. Ce dernier considérant l'amaurose comme le résultat d'un épuisement de la rétine, propose de combattre cette fatigue, en supprimant l'excitant de la rétine qui est la lumière. L'auteur a raisonné par analogie. Il s'est dit : « Dans la paralysie des extenseurs de l'avant-bras, l'action continue des fléchisseurs constitue un obstacle au rétablissement des exten-

(1) Alderson. Annales d'oculistique, vol. III, p. 87.

seurs. De même qu'il faut supprimer cette action nuisible en relevant la main sur la face dorsale de l'avant-bras, de même aussi il faut empêcher la lumière d'exercer son action excitante sur la rétine. » Un bandeau laissé à demeure sur les yeux pendant quelques semaines constitue, pour le Dr Pemberton, tout le traitement de l'amaurose.

Le Dr Haase, de Wiesbaden (1), rapporte un cas d'amaurose saturnine guéri par les injections sous-cutanées de morphine. Il est évident que le cas dont il s'agit est celui d'une amaurose passagère de nature spasmodique.

L'empirisme, on le voit, a dirigé les anciens médecins dans le traitement de l'amaurose saturnine. Les auteurs contemporains, connaissant mieux l'ennemi, grâce à l'ophthalmoscope et aux progrès de la physiologie pathologique, ont perfectionné leurs armes et luttent avec plus d'efficacité qu'autrefois.

Avec eux, nous diviserons les moyens employés en deux catégories : les uns préventifs, les autres consécutifs. Les moyens préventifs que l'on pourrait encore appeler prophylactiques consistent à soustraire le malade à une profession qui lui a valu des accidents antérieurs. Nous avons constaté, en effet, dans nos observations, que les individus atteints d'intoxication saturnine chronique restent exposés à de nouveaux accidents, pendant de longs mois, alors même qu'ils ont fui l'influence du toxique. A fortiori, nous devons admettre que ces individus courent des dangers beaucoup plus sérieux, en continuant à exercer leur profession. Malheureusement

(1) Haase, Mon. Bl. f. Augenheilk., V, p. 225. Juli. u. Aug., 1867, recueillie dans le vol. CXLIII, p. 67 de la Revue annuelle Schmitts Jahrbücher et traduite de l'allemand par l'auteur.

les conseils hygiéniques se brisent le plus souvent contre la mauvaise volonté du malade.

Les moyens consécutifs dont nous avons parlé sont ceux qu'il faut employer, quand la maladie est constituée. La première indication est de combattre la cause des accidents, en vertu du principe : « Sublatâ causâ, tollitur effectus. » Cette cause, nous la connaissons : elle est constituée par la présence du plomb dans l'organisme. Il faut donc éliminer ce métal.

Les voies principales par lesquelles le plomb s'élimine sont : la peau, l'intestin et le rein.

Le traitement dit de la Charité (1) consiste à éliminer le métal par la peau et l'intestin. Les tisanes sudorifiques et les purgatifs constituent la base de cette méthode.

Depuis que l'on sait que la principale voie d'élimination du plomb est le rein, le traitement dit de la Charité s'est quelque peu effacé devant l'iodure de potassium.

Ce médicament a été préconisé, pour la première fois par N. Guillot et Malsens, dans le traitement de l'intoxication saturnine. On sait que l'iodure de potassium s'élimine très rapidement par le rein, sans produire une sécrétion d'urine plus abondante.

Si l'on soumet à l'action de l'iodure de potassium un individu ayant pris du mercure, on retrouve ce métal, dès le troisième jour, dans les urines. On suppose que le mercure, dans ce cas, se présente sous la forme d'iodure double de mercure et de potassium.

La même hypothèse est applicable au plomb. Ce qu'il y a de certain, c'est que l'élimination rénale du plomb

(1) Grisolle. Pathol. int., vol. II, 9e édit., pages 28 et 29.

est favorisée par l'administration, à l'intérieur, de l'iodure de potassium. L'électricité agirait également, en favorisant l'élimination du plomb, mais, en outre, elle combat, avec avantage, les paralysies des muscles de l'œil.

Ce sont là les deux principaux remèdes auxquels il convient d'avoir recours.

Nous devons ajouter que ce ne sont point les seuls agents thérapeutiques qui aient été employés. En effet, on s'est servi du bromure de potassium, du phosphure de zinc (1), des purgatifs suivis des sulfureux, des sudorifiques, etc. L'action de ces divers médicaments s'est montrée inférieure à celle de l iodure de potassium et de l'électricité.

(1) Noël Gueneau de Mussy.

CONCLUSIONS.

1° L'amaurose saturnine est une abolition plus ou moins complète du sens de la vue, souvent brusque, quelquefois lente, le plus fréquemment temporaire, rarement définitive, ne dépendant point d'une lésion rénale et survenant dans le cours d'une intoxication chronique par le plomb.

2° L'amaurose passagère coïncide avec un état spasmodique des artères et une turgescence des veines de la rétine; l'amaurose définitive est le résultat d'une atrophie papillaire.

3° La cécité temporaire peut se produire, en même temps que la première attaque de colique saturnine; elle récidive parfois après guérison.

4° L'amaurose est presque toujours binoculaire, quelquefois monoculaire.

5° Le pronostic de l'amaurose saturnine varie avec les lésions constatées à l'ophthalmoscope. Bénin, quand la papille est intacte, il est fatal, dès que l'on voit apparaître les plaques d'atrophie péripapillaires.

6° Les agents thérapeutiques qui conviennent le mieux sont l'iodure de potassium et l'électricité. Viennent ensuite les purgatifs et les sudorifiques.

Paris. — A. PARENT, imp. de la Fac. de médec., A. DAVY, successeur,
52, rue Madame et rue M.-le-Prince, 14.

www.ingramcontent.com/pod-product-compliance
Lightning Source LLC
LaVergne TN
LVHW012008160826
845678LV00002B/719

* 9 7 8 2 3 2 9 6 7 4 4 8 3 *